Burnout besiegen

Wie Sie ein Burn-Out sicher erkennen, die Ursachen aufdecken und in Eigenregie überwinden

inkl. Übungen, um effektiv Stress zu vermindern und Achtsamkeitstraining

Christoph Goetz

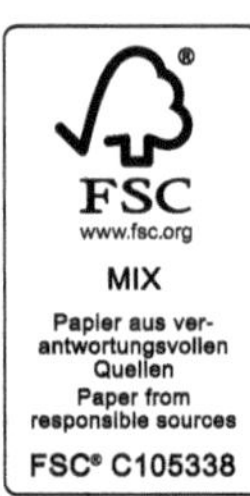

FSC
www.fsc.org
MIX
Papier aus ver-
antwortungsvollen
Quellen
Paper from
responsible sources
FSC® C105338

INHALT

Das erwartet Sie in diesem Buch

*B*urn-out? – für so etwas habe ich keine Zeit!. Sie fühlen sich ertappt? Sie kennen diese Denkweise? Vielleicht haben Sie schon den Verdacht, dass Sie selbst, ein Angehöriger oder Freund unter Burn-out leidet? „Burn-out hat doch heutzutage jeder Zweite!", denken Sie vielleicht. Die Medien sind voll von Berichten über das Krankheitsbild Burn-out. Es erscheint fast wie eine Modeerkrankung, ein Statussymbol. Hast du Stress, bist du fleißig! Arbeiten bis zum Umfallen ist eine anerkannte Form der Selbstverletzung geworden.

Pausen werden nicht verziehen. Angst um den Arbeitsplatz treibt Menschen dazu, Überstunden zu machen und trotz Krankheit arbeiten zu gehen.

Fühlen Sie sich angesprochen? Möchten Sie gern mehr über das Burn-out-Syndrom erfahren? Dann gibt Ihnen dieser Ratgeber Antworten auf Ihre Fragen.

Sie erfahren, was genau unter dem Begriff Burn-out zu verstehen ist. Sie haben sicher bereits eine erste Idee, was Burn-out ist. Ausgebrannt heißt es übersetzt, der Betroffene fühlt sich ausgelaugt, leer, kann nicht mehr. Aber was genau steckt dahinter? Wie verläuft diese Krankheit und was sind ihre Ursachen? Diesen Fragen widmet sich der erste Teil des Ratgebers. Sie werden die häufigsten Symptome kennenlernen und wie sich diese bei Ihnen oder Angehörigen äußern können. Zudem stelle ich Ihnen ein 7-Phasen-Modell vor, das Ihnen verständlich aufzeigt, wie eine Burn-out-Erkrankung in der Regel abläuft. So können Sie besser einschätzen, wo Sie sich eventuell gerade befinden und welche Art von Hilfe für Sie infrage kommt. Denn seien Sie gewiss: Der erste Schritt zur Genesung ist getan: Sie informieren sich!

Im zweiten Teil bekommen Sie praktische Tipps an die Hand, wie Sie sich oder einem Betroffenen helfen können. Was kann ich aktiv selbst tun, damit es mir besser geht? Welche Formen der Therapie gibt es? Wie kann mein Umfeld mir helfen? Vielleicht sind Sie auch Arbeitgeber oder Angehöriger einer betroffenen Person und möchten wissen, wo Sie Unterstützung leisten können? Dann finden Sie im folgenden Ratgeber Antworten auf Ihre Fragen.

CHRISTOPH GOETZ

Burn-out – Was ist das?

WAS VERSTEHT MAN UNTER DEM BEGRIFF BURN-OUT?

Andauernder Stress und eine sehr hohe Arbeitsbelastung führen sehr häufig zu Gesundheitsproblemen. Die Anzahl der von Stress bedingten Erkrankungen ist in den letzten Jahren stark angestiegen. Die komplexen Anforderungen, die unsere moderne Welt an uns stellt, werden nicht weniger, im Gegenteil sie nehmen sogar zu.

Die Weltgesundheitsorganisation WHO erklärt Stress zu den Top-Risikofaktoren, die unsere Gesundheit beeinträchtigen. Darunter fällt auch Burn-out. Der Begriff Burn-out an sich bezeichnet der WHO zufolge zunächst einen <u>emotionalen,</u>

psychischen und physischen Erschöpfungszustand. Die Betroffenen fühlen sich ausgelaugt, erschöpft, regelrecht ausgebrannt. Oftmals sind diese Symptome mit Stress, einer hohen Arbeitsbelastung und persönlicher Überforderung verbunden. Der Name Burn-out beschreibt ein „Ausgebrannt-Sein" und tritt nicht selten zusammen mit einer Depression auf. Bei beiden sind sehr häufig Symptome wie Erschöpfung, Niedergeschlagenheit und eine verringerte Leistungsfähigkeit im Vordergrund. Manche Merkmale unterscheiden sich bei einem Burn-out aber von einer Depression, zum Beispiel die Depersonalisierung, beziehungsweise Entfremdung, insbesondere von der eigenen beruflichen Tätigkeit, die bei einem Burn-out im Vordergrund steht.

Burn-out erscheint vielen heutzutage als Modekrankheit. Ein Phänomen der Leistungsgesellschaft des 21. Jahrhunderts. Der Begriff wurde erstmals in den 1970ern wissenschaftlich definiert. Der deutsch-amerikanische Psychoanalytiker Herbert Freudenberger untersuchte in seinem Artikel das Burn-out-Syndrom und dessen Ursachen. Auch in den nachfolgenden Jahren widmen sich zahlreiche Psychoanalytiker, Sozialforscher und Ärzte der Erforschung dieser schwer greifbaren Krankheit.

Mit dem Ergebnis: Es gibt keine einheitlich zu

definierende Diagnose. Die WHO führt Burn-out nicht unter den international anerkannten Klassifikationen von Krankheiten, den ICD-10, sondern es wird dort in die Kategorie Z – „Probleme mit Bezug auf Schwierigkeiten bei der Lebensbewältigung" – eingeordnet und hat die Kennung Z-73.0. Auch wenn Burn-out nicht als eigenständige Krankheit definiert wird, für die Betroffenen sind die Symptome und gesundheitlichen Probleme real. Burn-out wird auch als psychisches Leiden behandelt und therapiert. Die Beschwerden werden bei Ärzten sehr ernst genommen und in allen Fällen behandelt.

Da sich eine Burn-out-Erkrankung bei jedem Menschen unterschiedlich äußern kann und immer im persönlichen Kontext des Patienten zu betrachten ist, ist es schwer, eine einheitliche Beschreibung der Symptome zu geben. Dennoch lassen sich sehr häufige Beschwerden im Zusammenhang mit Burn-out festhalten, unter denen die Betroffenen leiden. Sie geben erste Anhaltspunkte für ein mögliches Burn-out. Im Folgenden ist eine Liste aufgeführt, die Ihnen die häufigsten Symptome eins Burn-outs zeigt:

BURN-OUT-SYMPTOME

Welche Merkmale sind häufig bei einer Burn-out-Erkrankung? Burn-out äußert sich in allen Bereichen des Körpers. Sie spüren sowohl <u>körperliche</u> als auch <u>psychische/geistige</u> Veränderungen. Die Liste fasst die häufigsten psychischen und körperlichen Symptome zusammen:

Psychische Symptome:
- Resignation
- Verlust an Freude und Interessenlosigkeit
- Apathie
- Reizbarkeit
- Ohnmacht
- Depersonalisierung
- Zynismus
- geistige Erschöpfung
- Gleichgültigkeit, innere Leere
- Konzentrationsschwierigkeit.

Körperliche Symptome
- Erschöpfung, Müdigkeit
- Schlafstörungen
- Kopfschmerzen
- Magen-Darm-Probleme

- Schwächegefühl, Herz-Kreislauf-Beschwerden
- Muskelverspannungen
- schwaches Immunsystem
- Libidoverlust.

Nicht alle Symptome treten bei Betroffenen auf. Manche sind stärker ausgeprägt als andere. Auch durch solche Anzeichen und Symptome kann ein Burn-out nicht klar eingegrenzt werden. Eine Symptomliste von 1989 beschreibt 130 verschiedene Beschwerden, die auftreten können, aber nicht zwingend Burn-out spezifisch sind.

Sehr viele Ärzte und Wissenschaftler sind der Auffassung, dass Burn-out eher als Vorstufe oder Begleiterscheinung anderer psychischer Erkrankungen, wie beispielsweise einer Depression, zu betrachten ist. Dennoch ist mindestens eins dieser drei <u>Kernsymptome sehr oft vorhanden</u>: emotionale Erschöpfung, subjektiver Leistungsabfall und Dehumanisierung (feindliche Einstellung sich selbst und Mitmenschen gegenüber). Der Körper kann sich auf unterschiedliche Weise ausdrücken, daher ist es wichtig, sich selbst zu kennen und darauf zu vertrauen, welche Signale vom Körper gegeben werden und diese ernst zu nehmen. Vielleicht fragen Sie sich jetzt, geht es nicht jedem manchmal so?

Jeder ist doch von Zeit zu Zeit müde oder hat keine Lust, zur Arbeit zu gehen. Das ist richtig, aber das Stichwort ist *von Zeit zu Zeit.* Das Burn-out-Syndrom überfällt Betroffene nicht über Nacht. Sehr häufig schleichen sich die oben genannten Symptome über Jahre ein. Burn-out ist ein Prozess, der sich von vorübergehenden, akuten Beschwerden unterscheidet. Häufig merken Betroffene ihre Erkrankung erst, wenn nichts mehr geht. Als ob der Körper einen Notaus drückt und somit signalisiert: Halt! Stopp! Hier läuft etwas gehörig schief! Aber wie erkenne ich die Anfänge von Burn-out? In welcher Phase befinde ich mich vielleicht gerade jetzt? Der Psychologe Professor Burisch hat ein **7-Phasen-Modell** entwickelt, das den Ablauf der Krankheit verdeutlicht. Im Folgenden finden Sie eine übersichtliche Darstellung und Beschreibung des Modells. Im praxisorientierten Teil nehmen wir darauf Bezug und schauen, wo Sie selbst aktiv eingreifen können, um Ihre Situation zu verändern. Sie sind in der Verbesserung Ihrer Lebensumstände das wichtigste Element. Also lassen Sie uns anfangen!

DAS 7-PHASEN-MODELL

Tipp: Nehmen Sie sich einen Stift zur Hand oder benutzen Sie die Markierungsfunktion Ihres E-Readers oder Smartgeräts. <u>Markieren</u> Sie Aussagen, die Ihnen bekannt vorkommen. Sei es als Betroffener oder Angehöriger. Das hilft Ihnen, Symptome deutlicher zu erkennen und besser einzuordnen. Es wird Ihnen leichter fallen, gezielt an einer Verbesserung zu arbeiten und Ihre Beschwerden zu mindern. Bedenken Sie aber, dass dies kein medizinischer Test ist, der eine Diagnose ersetzt! Die folgenden Punkte dienen als erste Orientierung. Bei einem Verdacht auf Burn-out ziehen Sie bitte immer einen Arzt zurate.

Phase 1: Warnsymptome der Anfangsphase – Ehrgeiz, übermäßiger Einsatz

• Betroffene zeigen einen *überhöhten Energieeinsatz*, wenn es beispielsweise um die Erledigung von Aufgaben im Job geht. Sie machen *Überstunden* und gönnen sich *kaum Pausen*. Nach der Arbeit fällt es schwer abzuschalten. Es entsteht ein Teufelskreis, der aus mangelnder Erholung, wenig Schlaf und weniger Effizienz besteht.

• Gefühle von Erschöpfung, Energiemangel und Müdigkeit häufen sich.

- Betroffene fühlen sich, als hätten sie nie Zeit.
- Bedürfnisse werden verdrängt.
- Betroffene denken, sie sind unentbehrlich.

Phase 2: Distanz, reduziertes Engagement, Rückzug

- Betroffene empfinden einen Verlust positiver Gefühle, ziehen sich zurück.
- Anfängliche Begeisterung für die Arbeit wird zum Überdruss.
- Es entsteht ein Widerwille, zur Arbeit zu gehen.
- Feierabend und Wochenende werden sehnlichst herbeigesehnt.
- Späterer Arbeitsbeginn, lange Pausen, früherer Arbeitsschluss, Fehlzeiten häufen sich.
- Zynische Bemerkungen in Bezug auf die Arbeit nehmen zu: „Alles Idioten, aber der Kunde ist ja König...“.
- Schuldzuweisungen häufen sich: „Die sind doch alle selbst schuld, wenn sie vorm Chef buckeln.“
- Rückzug von Familie und Freunden, Probleme anderer werden zur Last: „Ich will nach Feierabend meine Ruhe!“

Phase 3: Emotionale Reaktionen, Zuweisung von Schuld

• Betroffene erleben nach anfänglichen Erfolgen durch hohen Arbeitseinsatz *Misserfolge* durch die ansteigende Belastung und Überforderung.

• Es werden zwei Arten von möglichen Reaktionen auf diese Krise beschrieben:

1. *Depression* – Ursprung von *Schuldgefühlen* wird bei *sich selbst* gesucht. Fehlendes Selbstwertgefühl, Selbstmitleid, Nervosität sowie Pessimismus treten in den Vordergrund. Typische Denkweise: „Ich kriege das nicht hin."

2. *Aggression* – Die *Schuld* wird *bei anderen* gesehen. Reizbarkeit, Nörgelei, Intoleranz und Misstrauen gegenüber anderen ist vorrangig. Typische Denkweise: „Die anderen sind an meiner Misere schuld!"

• Oftmals wird in dieser Phase, bei beiden Reaktionstypen, das Empfinden von Trauer beschrieben. Der Betroffene hat seine Fähigkeit verloren, sein Leben selbst zu gestalten. Er erlebt Misserfolge und wird mit Versagensängsten konfrontiert

• Es ist in dieser Phase wichtig, nicht nur auf vorrangige Symptome zu schauen, sondern auch auf tieferliegende Emotionen, die sich als Trauer oder Wut äußern können

Phase 4: Reduzierte Leistungsfähigkeit

• Leistungsfähigkeit ist in verschiedenen Bereichen eingeschränkt: komplexe Aufgaben fallen schwer, Konzentration lässt nach, Betroffenen fällt es schwer, Entscheidungen zu treffen, Flüchtigkeitsfehler häufen sich.

• Motivation sinkt, nur das Nötigste wird erledigt.

• Kreativität leidet, klassisches Schwarz-Weiß-Denken tritt in den Vordergrund.

Phase 5: Desinteresse und Gleichgültigkeit

• Ausgebrannte erleben eine Verflachung von Emotionen, Gefühlswelt erscheint grau.

• Langeweile, Interessenverlust, fehlende Kommunikation und Gleichgültigkeit führen zu einem Verlust von sozialen Kontakten und Hobbys.

Phase 6: Körperliche Symptome

• Betroffene merken Veränderungen in ihrem Körper: Kopfschmerzen, Rückenschmerzen, Verspannungen, Herzrasen.

• Essgewohnheiten verändern sich: gesteigerter bzw. geminderter Appetit.

- Schlafprobleme kommen dazu: Einschlaf- oder Durchschlafschwierigkeiten, im Bett grübeln über Job relevante Probleme.
- Bewegungsmangel oder übertriebener Sport als einzige Flucht vor der Krise.
- In dieser Phase ist es besonders wichtig, die Warnsignale des Körpers ernst zu nehmen. Oft sind die körperlichen Anzeichen diffus und werden einem Burn-out nicht zugeordnet. Scheuen Sie sich nicht, Ihren Arzt auf ein mögliches Burn-out anzusprechen!

Phase 7: Burn-out, Verzweiflung

- Die Krise ist da und wird in aller Deutlichkeit wahrgenommen.
- Betroffene empfinden Ohnmacht und Hilflosigkeit ob ihrer Situation, sehen kaum einen Ausweg.
- Zuversicht und Hoffnung fehlen.
- *Suizidgedanken* können auftreten.

→ Sollten Sie bei sich oder Angehörigen und Freunden akute <u>Suizidgedanken</u> bemerken, holen Sie umgehend <u>Hilfe</u>:

In akuten **Notfällen: 112 oder 110**
Telefonseelsorge 24 h erreichbar: **0800 111 0 111**

Betroffene erkennen in der Regel nicht sofort, was mit Ihnen lost ist. Die aufgeführten Symptomatiken und typischen Verhaltensveränderungen sind Richtlinien. So einzigartig jeder Mensch ist, so individuell sind auch die Erscheinungen der Krankheit Burn-out.

Sie wissen nun, wie sich ein Burn-out äußern kann und haben eventuell selbst Symptome und Verhaltensweisen wiedererkannt. Wie kommt es zu dieser Krankheit? Warum bin ich betroffen und andere vielleicht weniger oder gar nicht? Schauen wir auf mögliche Faktoren, die ein Burn-out-Syndrom begünstigen können. Denn wissen Sie mehr über die Ursachen, können Sie einen Heilungsprozess besser in Gang setzen.

URSACHEN UND RISIKOFAKTOREN

Stellen Sie sich vor, Sie stehen auf einem zugefrorenen See. Die Eisdecke erscheint dick genug und Sie sind zuversichtlich, dass Sie es bis auf die andere Seite schaffen. Die ersten Schritte funktioniert alles super, bis Sie einen Rucksack aufgesetzt bekommen. Woher kommt er? Sie wissen es noch nicht. Noch scheint er leicht, aber mit jedem Schritt, den Sie auf dem Eis machen, kommt mehr und mehr Gepäck dazu. Ihre Schultern werden schwer. Zu allem Überfluss wird nun auch die Eisdecke dünner und dünner und fängt zu knirschen an. Um nicht einzubrechen, legen Sie sich flach auf das Eis. Vielleicht ist neben Ihnen schon ein Loch und Ihre Füße werden nass. Da liegen Sie nun und versuchen, mit letzter Kraft an das Ufer zu gelangen. Oder Sie sind so überfordert und starr vor Angst, dass Sie liegen bleiben, mit der Gefahr einzubrechen.

Versuchen Sie, die Situation auf die Erkrankung Burn-out zu übertragen: Sie sind motiviert und voller Ehrgeiz, in Ihrem Job das Beste zu geben. Sie erfüllen alle Voraussetzungen. Doch plötzlich kommen unvorhergesehen Belastungen, mehr Gepäck, dazu. Durch die Überstunden entwickelt sich eventuell ein Schlafmangel. Die Familie zieht sich zurück, da Sie nur noch wenig Zeit für Sie haben. In Ihrem Job kommt es zu Problemen mit dem Chef oder mit Kollegen. Die Eisdecke wird dünner. Und Sie versuchen immer noch, mit schwerem Gepäck und auf dünner Eisdecke weiterzumachen? Geht nicht. Der Körper streikt. Er sagt: „Mach eine Pause! Hilf dir, aus dieser Situation zu kommen oder lass dir helfen!"

Verstehen Sie? Sie können nur so viel leisten, wie es Ihnen möglich ist. Es sind nicht immer Sie selbst, der Ihnen Belastungen beschert. Nehmen wir an, neben Ihnen auf dem Eis läuft ein Kollege. Er schafft es locker bis zum Ufer. Er hat keinen Rucksack auf und die Stelle, auf der er läuft, ist deutlich dicker als die Eisdecke unter Ihren Füßen. Wie ungerecht, denken Sie vielleicht. Ja, ist es, aber Sie wissen um Ihre Situation und können Sie ändern, damit Sie ebenfalls das Ufer erreichen. Vielleicht mit ein paar mehr Pausen und Umwege, aber Sie werden es schaffen. Lassen Sie uns schauen, welche Risiken und Verhaltensweisen dazu führen können, dass Ihr Rucksack schwerer wird oder die Eisdecke dünner. So können Sie diese frühzeitig erkennen und vermeiden.

Risikofaktoren

Wie bei allen Krankheiten gibt es auch für psychische Erkrankungen gewisse Merkmale und Voraussetzungen, die ein Burn-out begünstigen können. Dabei können die Risiken in zwei Kategorien eingeteilt werden: individuelle und berufliche Risikofaktoren. Nicht alle unten aufgeführten Risiken müssen für Sie persönlich zutreffen. Auch müssen nicht alle erfüllt sein, um ein Burn-out zu begünstigen. Dennoch sind sie gute Anhaltspunkte, um herauszufinden, welche Personen besonders betroffen sind.

Individuelle Risikofaktoren

Sie wollen immer alles <u>perfekt</u> machen? Sie haben <u>hohe Ansprüche</u> an die Ergebnisse, die Sie abliefern und sind äußerst ehrgeizig und leistungsorientiert? Besonders Personen, die einen ausgeprägten <u>Perfektionismus</u> leben und von <u>Ehrgeiz</u> getrieben sind, sind häufig von Burn-out betroffen. Rufen Sie sich die erste Phase einer Burn-out-Erkrankung in Erinnerung: Hohen Ansprüchen gerecht werden und es am liebsten allen recht machen, fordert seinen Tribut.

Betroffene stellen hohe Erwartungen an sich selbst und zeigen übermäßigen Einsatz, wenn es darum geht, abzuliefern. Ihr Selbstwertgefühl ist stark von Erfolg und Misserfolg abhängig. Kritik seitens des Chefs oder Kollegen kann einen empfindlichen Nerv treffen und einen Teufelskreis in Gang setzen, der vermeintliche Fehler durch erhöhtes Engagement ausgleichen soll. Dabei wird eine Überforderung nicht wahrgenommen, die Burn-out-Erkrankung schleicht sich phasenweise ein.

Aber auch Menschen, die sich schnell für andere Personen oder Dinge <u>verantwortlich</u> fühlen, laufen Gefahr „auszubrennen". Wenn eigene Interessen in den Hintergrund rücken und die Bedürfnisse Anderer als wichtiger erachtet werden als die eigenen, ist das Risiko für ein Burn-out deutlich höher. Vielleicht haben Sie schon mal von dem sogenannten „Helfersyndrom" gehört. Menschen, die darunter leiden, fühlen sich vordergründig gut dabei, ihren Mitmenschen zu helfen. Sie übernehmen Aufgaben und Verantwortung, die eigentlich bei ihrem Gegenüber liegen. Es macht ihnen Freude, andere zu unterstützen und sie merken dabei vielleicht gar nicht, wie sie sich selbst ständig in den Hintergrund rücken und eigene Bedürfnisse missachten. „Nein" zu sagen fällt ihnen schwer und persönliche Grenzen verschwimmen mit denen ihrer Mitmenschen. Es ist nachvollziehbar, dass diese Menschen eine schleichende Überforderung nicht wahrnehmen und somit in ein Burn-out rutschen.

Zu diesen Charaktereigenschaften kommen auch persönliche physische Risikofaktoren hinzu. Vielleicht haben Sie bereits eine Vorerkrankung, die Sie belastet? Eventuell nehmen Sie Stress schneller wahr als Ihre Mitmenschen? So erklären sich auch unterschiedliche Belastungsgrenzen. Ihr Kollege schafft vielleicht mehr Arbeit als Sie? Denken Sie an Ihre eigenen physischen und psychischen Voraussetzungen. Jeder verfügt über unterschiedliche Ressourcen, die es einzuteilen gilt.

Berufliche Risikofaktoren

Denken Sie an Ihr Arbeitsumfeld. Haben Sie das Gefühl, Ihre Arbeit stellt hohe Anforderungen an Sie? Vielleicht arbeiten Sie in einem Beruf, in dem Sie viel Verantwortung übernehmen müssen? Sehr viele Betroffene von Burn-out berichten über eine sehr <u>hohe Arbeitsbelastung</u>, die sie in den vergangenen Wochen und Monaten vor den ersten Symptomen wahrgenommen haben. Von Psychiatern und Psychologen wird Burn-out sehr häufig in Verbindung mit einer Erschöpfung bedingt durch den Arbeitsplatz gebracht. Eine zu hohe Belastung durch den Job ist die häufigste Ursache von Burn-out. Nicht nur ein <u>stressiges, lautes Arbeitsumfeld,</u> wie es beispielsweise auf Baustellen, in Fertigungshallen oder in Großraumbüros gefunden wird, wirkt sich negativ auf unser Befinden aus. Auch ein vermeintlich ruhiger Arbeitsplatz enthält Stressfaktoren: Beispielsweise werden <u>häufige Unterbrechungen</u> der Arbeit durch Telefonate oder Kollegengespräche als belastend empfunden. Auch die Arbeitszeit spielt eine Rolle: Sehr früher Arbeitsbeginn, ein langer Arbeitstag, spätes Heimkommen und <u>Schichtarbeit</u> können auf Dauer das Risiko für ein Burn-out erhöhen.

Haben Arbeitnehmer den Eindruck, dass sie sehr <u>wenig Einfluss</u> darauf haben, wie ihre

Arbeitskraft eingesetzt wird, wann sie Urlaub haben oder in welcher Konstellation sie mit anderen Kollegen zusammenarbeiten, kann dies ebenfalls dazu führen, dass die Motivation zur Arbeit sinkt. Unzufriedenheit stellt sich ein. Der Arbeitnehmer zieht sich zurück, erlebt dadurch eventuell negative Konsequenzen und spart weiter an seinem persönlichen Arbeitseinsatz. Ein Burn-out wird begünstigt.

Vielleicht arbeiten Sie auch unter einem <u>befristeten Arbeitsvertrag</u> oder die <u>Zukunft des Arbeitsplatzes</u> ist <u>ungewiss?</u> Wir alle wissen, dass sich Angst um unsere berufliche Zukunft und Existenz generell negativ auf unsere Gesundheit auswirken können.

Im Gegenteil zu einer Überforderung und Ängsten können auch zu niedrige Anforderungen und unterfordernde Routinearbeiten zu einer mentalen Erschöpfung und niedrigem Selbstwert führen.

Fünf klassische Denkweisen, die ein Burn-out begünstigen

Der Mensch braucht Orientierung, um sich in einer komplexen Welt zurechtzufinden. So verinnerlichen wir Denkweisen und Glaubenssätze, die uns vermeintlich helfen sollen, dass wir unser Leben „auf die Kette" bekommen. Es gibt <u>fünf klassische Leitsätze</u>, die besonders bei Burn-out gefährdeten

Menschen sehr häufig im Vordergrund stehen:

• Sei perfekt! – Mach alles richtig und bloß keine Fehler. Gib immer dein Bestes und wenn das nicht reicht, gib mehr.

• Beeil dich! – Alle Aufgaben, die anstehen, müssen so schnell wie möglich bearbeitet werden. Es gibt immer was tun, also mach schnell, sonst stapelt sich alles.

• Sei stark! – Zeige keine Schwäche, Schwäche wird ausgenutzt und macht dich zu einem Opfer. Zeige keine Gefühle.

• Streng dich an! – Arbeite, bis du nicht mehr kannst, erst dann hast du dein Bestes gegeben. Ohne Fleiß, kein Preis.

• Mach es anderen recht – Du bist nicht wichtig, andere sind wichtiger. Stelle dich nicht in den Vordergrund.

Finden Sie sich in den oben genannten Punkten wieder? Keine Angst, es spielen weitaus mehr Faktoren eine Rolle, wenn es darum geht, in eine psychische Krise wie Burn-out zu geraten. Ebenso gibt es sehr gute Behandlungsmöglichkeiten. Es ist wichtig, sich klarzumachen, welche Risikofaktoren besonders ausschlaggebend für eine Erkrankung sind, um diese möglichst zu meiden. Im Folgenden finden Sie ein <u>fiktives Fallbeispiel</u>, das aus den Schilderungen unterschiedlicher Betroffener zusammengestellt ist. Es soll Ihnen die theoretischen Ansätze im vorherigen Kapitel anschaulicher machen.

FALLBEISPIEL

Susanne ist fertig mit ihrem BWL-Studium und möchte jetzt „so richtig loslegen". Das Studium war bereits eine Herausforderung und Susanne hat einige stressige Zeiten erlebt. Sie bekommt einen Job in einer bekannten Firma und hängt sich rein. Sie merkt, dass ihr zwar immer weniger Freizeit bleibt, aber sie weiß ja, wofür sie es macht. „Nur ein bisschen zusammenreißen, ein paar Jahre in den sauren Apfel beißen und dann die Früchte ernten!"

Nach der Arbeit, bei der sie regelmäßig Überstunden macht, um vollen Einsatz zu zeigen, fällt sie erschöpft auf die Couch. Haushaltsaufgaben, Essen machen usw. sind nicht drin. „Na ja, ein bis zweimal kann ich das Essen ausfallen lassen und das Bad mache ich am Wochenende". Freizeitaktivitäten und Hobbys kommen mangels Zeit und Energie zu kurz. Die Nächte sind kurz und geprägt vom stundenlangen Herumwälzen und Einschlafproblemen. Susanne wacht morgens übermüdet auf und verschläft häufiger. Das wirkt sich auf ihre Morgenroutine aus: hektisches Anziehen, Zähneputzen und ab zur Arbeit! Es ist noch so viel zu tun!

Mit den Gedanken ist Susanne sehr häufig schon beim übernächsten Schritt. Gedanklich sitzt sie nicht in der Bahn, sondern bereits an ihrem Schreibtisch und geht ihre To-do-Liste durch. Am Schreibtisch angekommen, will sie sofort mit der Arbeit loslegen. Schlafmangel und Konzentrationsprobleme melden sich und Wut über die eigene „Unfähigkeit" kommt auf. Bereits nach drei Stunden Arbeit ist Susanne erschöpft und würde am liebsten in ihr Bett fallen. Aber ihr Ehrgeiz und Perfektionismus halten sie davon ab, eine Pause zu machen und sich krankzumelden. Der Job und damit auch ihre berufliche Zukunft stehen auf dem Spiel. Am Wochenende holt Susanne den Schlafmangel auf, der sich über die Woche aufgebaut hat. Zeit für sich selbst, Freunde und Familie bleibt dabei kaum.

Ein Teufelskreis aus Gedankenkreisen, Energielosigkeit, Müdigkeit und Abneigung gegenüber der Arbeit entsteht. Bis Susanne eines Tages nach der Arbeit zuhause weinend zusammenbricht. Gedanken der Trauer und Wut, der unendlichen Erschöpfung und Scham kommen hoch. Sie vertraut sich ihrer Freundin an und beide stellen fest: Es geht nicht mehr, Susanne braucht Hilfe.

Der Hausarzt schreibt Susanne erst einmal zwei Wochen krank. Widerwillig aber erleichtert um die Auszeit schläft sie lange aus, isst erstmals wieder drei Mahlzeiten am Tag und hat wieder etwas Energie für einen Spaziergang. Natürlich wandern die Gedanken zu ihrem Arbeitsplatz und den Aufgaben, die nun von anderen übernom-men werden oder liegen bleiben. Trotzdem spürt sie ein erstes Aufatmen nach langer Zeit. Nach weiteren Arztbesuchen und weiteren Krankschreibungen rät der Arzt zu einer Therapie. Die Suche nach einem Therapieplatz gestaltet sich als Hürde, aber Susanne wird fündig. Der vorrangige Fokus der Therapie ist ihre Arbeitsfähigkeit und Einstellung zum Thema Leistung. Immer wieder wird klar, wie sehr Susanne sich über ihre Arbeit definiert. Sie hat Angst, während ihrer Arbeitsunfähigkeit entlassen zu werden, trotz guter Rücksprache mit ihrem Chef und der Vereinbarung nach ihrer Therapie gemeinsam einen gesunden Weg zu finden.

Je mehr Zeit Susanne für sich selbst bekommt, desto mehr merkt sie, wie sehr ihr Körper Schlaf und Nahrung vermisst hat. Die regelmäßigen Treffen mit ihren Freunden, für die sie nun mehr Zeit hat, tun ihrer Seele gut. Die Therapie gibt ihr gute Mittel zur Hand, wie ein zukünftiger gesunder Umgang mit sich selbst und den Anforderungen aussehen kann. Gemeinsam mit ihrer Chefin bespricht Susanne, dass sie erstmal schrittweise wieder in ihren alten Job einsteigen kann. Die Ursachen und Risikofaktoren, die eine Burn-out-Erkrankung bei Susanne begünstigt haben, sind nicht sofort weg, aber sie weiß nun, wie sie besser mit ihren eigenen Anforderungen, Glaubensätzen und Aufgaben, die von außen an sie herangetragen werden, umgehen kann.

Der Heilungsprozess nimmt eine lange Zeit in Anspruch, trotzdem merkt Susanne, dass sich ihre Lebensqualität verbessert hat. Es kann immer wieder sein, dass sie in ein Burn-out zurückfällt, kennt aber frühe Warnzeichen, die sie gut erkennen und kommunizieren kann.

Dies ist nur ein Beispiel von vielen. Burn-out sucht sich keine bestimmte Berufs- oder Geschlechtergruppe aus. Jeder kann von Burn-out betroffen sein, auch Personen, die vielleicht denken, dass sie gar nicht so großer Arbeitsbelastung ausgesetzt sind. Was kann ich tun, wenn ich Burn-out habe?

Sie wissen jetzt viel über die Krankheit Burn-out an sich, kennen deren Symptome und Ursachen sowie die wichtigsten Risikofaktoren. Aber wie kann man ein <u>Burn-out behandeln?</u> Welche Mittel kann ich selbst anwenden, welche Hilfe kann ich in Anspruch nehmen? Das nächste Kapitel soll Ihnen auf Ihrem Weg zur Genesung helfen. Denn so schleichend Burn-out auch gekommen sein mag, umso aktiver können Sie etwas tun, um Burn-out zu überwinden. Sie machen es möglich!

Burn-out – Der Weg aus der Krise

Bei der Behandlung und Therapie von Burn-out gibt es unterschiedliche Möglichkeiten, die Krise in den Griff zu bekommen. Zunächst einmal ist es von großer Bedeutung, die Krankheit an sich zu erkennen. Wie wir mithilfe des Phasenmodells bereits festgestellt haben, ist es oftmals nicht ganz leicht herauszufinden, welche Symptome akut vorliegen und einer Burn-out-Erkrankung zuzuschreiben sind.

Da Burn-out ein schleichender Prozess ist, ist es nicht nur notwendig, eine akute Behandlung in

Anspruch zu nehmen, sondern sich ebenfalls dem Thema <u>Vorbeugung</u> zu widmen. Welche Therapiemaßnahmen gibt es also zunächst? Es können zwei große Blöcke unter-schieden werden: <u>Selbsthilfe</u> und <u>Hilfe von außen</u> (zum Beispiel Psychotherapie). Mit einer Kombination aus beiden Möglichkeiten sind Sie für eine Genesung gut gewappnet. Oftmals bekommen Betroffene Schamgefühl, wenn Sie an Ihre Erkrankung denken. Sie haben Angst davor, bei der Familie und auf der Arbeit als „verrückt" abgestempelt zu werden, wenn sie psychologische Hilfe in Anspruch nehmen.

Ich möchte Sie beruhigen: Burn-out ist durch seine Aktualität und die vermehrte Sensibilisierung der Öffentlichkeit für Themen rund um die mentale Gesundheit nicht mehr so stark stigmatisiert wie vor 10 Jahren. Der Einklang von Körper und Seele hat längst an Priorität gewonnen. Seinen Körper und Geist gesund zu halten, sollte nicht erst ein Thema sein, wenn es zu spät ist. Sicherlich ist eine psychische Erkrankung für Außenstehende schwieriger nachzuvollziehen, als wenn jemand ein gebrochenes Bein hat.

Wenn wir uns aber die Ursachen vor Augen führen, die eine Burn-out-Erkrankung begünstigen, können doch die meisten nachvollziehen, welcher

Belastung jemand ausgesetzt gewesen sein muss. Es ist wichtig, eine seelische Verletzung genauso wichtig zu nehmen wie eine körperliche. Mit den heutigen Therapiemöglichkeiten und der sich verbreitenden Akzeptanz von mentalen Krankheiten stehen die Chancen, dass Sie wieder genesen, sehr gut. In den meisten Fällen durchleben Betroffene eine zeitlich begrenzte Phase der Krankheit, die es so gut wie möglich durchzustehen gilt. Haben Sie dies als Betroffener oder Angehöriger getan, gehen Sie gestärkt aus der Krise hervor und können im Falle eines Rückfalls schneller und besser reagieren. Sie gewinnen doppelt!

In diesem Kapitel schauen wir uns zunächst an, was <u>Sie selbst</u> tun können, wenn Sie bei sich Symptome von Burn-out feststellen, eine Diagnose von einem Arzt bekommen haben oder die Krankheit bereits in all ihren Facetten wahrnehmen. Danach ist es sinnvoll zu schauen, was Sie tun können, damit es nicht wieder zu einem Burn-out kommt. Bitte bedenken Sie, dass dieser Ratgeber keinen Arztbesuch ersetzt und Sie in allen Fällen mit Ihrem Hausarzt oder einem Psychiater beziehungsweise einem Psychologen sprechen.

SELBSTHILFE – WAS KANN ICH TUN?

Seien Sie sich sicher, dass Sie den ersten wichtigen Schritt bereits getan haben: Sie beschäftigen sich mit der Thematik und setzen sich mit der Erkrankung auseinander. Da sich Burn-out bei jedem Menschen unterschiedlich äußern kann, sieht auch die Therapie bei jedem unterschiedlich aus. Hat die Krankheit einen leichten Verlauf und ist sie noch im Anfangsstadium, können Selbsthilfemaßnahmen sehr gut greifen. Im Folgenden stelle ich Ihnen verschiedene Elemente und Ansätze vor, die ihnen helfen können. Diese reichen über eine Reflexion der eigenen Erwartungen und Einstellungen über Stressbewältigung und Zeitmanagement bis hin zu Achtsamkeitsübungen. Wie bei allen Therapiemaßnahmen gilt es auszuprobieren, was für Sie funktioniert und was nicht. Probieren Sie aus, was sich gut in Ihren Alltag integrieren lässt und Sie langfristig dazu motiviert, Ihre Gesundheit zu erhalten.

Selbstreflexion und Akzeptanz

Wir wissen, dass von Burn-out besonders Menschen betroffen sind, die zu Perfektionismus neigen, die Bedürfnisse anderer höher stellen als ihre eigenen und im Job sehr ehrgeizige Ziele verfolgen. Ist die

Krise da, kann es zum Anfang sehr wichtig sein, die eigenen <u>Erwartungen</u> an sich selbst und sein <u>Leben zu reflektieren.</u> Stellen Sie sich folgende Fragen:

- Was mache ich gern? Was nur, weil ich denke, es sei nötig?
- Was macht mir Freude? Wozu zwinge ich mich nur?
- Wo kann ich Energie auftanken? Was raubt mir Energie?
- Sind meine beruflichen Ziele realistisch und auf einem gesunden Weg zu erreichen? Oder ausschließlich mit Überanstrengung und übermäßigem Einsatz?
- Das, was ich gerade im beruflichen Aspekt meines Lebens leiste, passt das zu einem gesunden Lebensstil, der mich viel weiter bringt als eine frühzeitige Berufsunfähigkeit?
- Wie möchte ich meine Freizeit gestalten? Erfahre ich bereits Freizeitstress, weil ich mich zwinge, diese Zeit auch noch füllen zu müssen?
- Wer nimmt gerade an meinem Leben teil? Wie sehen die Beziehungen zu meiner Familie und meinen Freunden aus? Bin ich damit zufrieden?

Diese Fragen sind eine erste Orientierung, die Ihnen

helfen können, Ihre derzeitige Situation zu reflektieren und herauszufinden, warum es bei Ihnen oder einem Angehörigen zu einem Burn-out gekommen ist. Nehmen Sie sich nicht alle Fragen gleichzeitig vor! Es genügt zunächst, die für Sie am relevantesten herauszusuchen und als <u>Denkanstoß</u> zu nutzen. Vielleicht möchten Sie sich einmal am Tag eine feste Zeit setzen, in der Sie wie eine Art Tagebuch Ihre Gedanken festhalten.

Manchen helfen sogenannte <u>Morgenseiten,</u> die ihnen morgens nach dem Aufstehen bei einem leckeren Kaffee oder Tee helfen, besser in den Tag zu starten. Sie nehmen sich 10 Minuten Zeit und schreiben auf, was Sie gerade beschäftigt, worüber Sie gerade nachdenken. Sie müssen aufkommende Fragen nicht beantworten. Sie müssen auch keine neuen wissenschaftlichen Erkenntnisse dokumentieren. Diese Seiten sind nur für Sie. Sie können Ihnen helfen, den Tag freier anzugehen. Zudem helfen die Reflexionen und Gedanken dabei, falls Sie später eine Therapie anfangen, Ihr Krankheitsbild deutlicher zu beschreiben. Da Betroffene häufig auch Anzeichen von übermäßigem Perfektionismus zeigen, sollte Ihnen bewusst sein, dass Sie eventuell Hemmungen verspüren, Ihre Gedanken aufzuschreiben oder generell Ihren Lebensstil zu überdenken. Denn es könnten mögliche Unschlüssigkeit oder Denkfehler zutage gefördert werden, die unangenehme Gefühle verursachen.

Doch gerade an diesen Stellen ist es wichtig, dranzubleiben. Auch wenn man gern alles perfekt und richtig machen möchte, zeugt es von großer Stärke, einzusehen, dass etwas nicht richtig läuft. Dort fängt Heilung an. Machen Sie weiter! Wenn Sie das Gefühl haben, dass Sie mehr Unterstützung benötigen, ist ein Therapeut eine sehr gute Anlaufstelle. Er kann mit Ihnen auf Spurensuche gehen und Sie dabei unterstützen, wichtige Fragen in Ihrem Leben zu klären.

Neben der Selbstreflexion stellt die **Selbstakzeptanz** eine weitere wichtige Säule in der Behandlung dar. Besonders bei Betroffenen, die ihren Selbstwert stark von beruflichem Erfolg abhängig machen, ist es wichtig, am Thema Selbstakzeptanz zu arbeiten. Stellen Sie sich vor, Ihr Selbstwert hängt komplett von Ihrer beruflichen Leistung ab. Machen Sie auf der Arbeit einen Fehler oder erleben Sie eine berufliche Niederlage, rutscht auch Ihr Selbstwert in den Keller.

Menschen, die ihren eigenen Selbstwert kennen und diesen nicht von äußeren Faktoren abhängig machen, droht hier keine Gefahr. Sie sind sich ihrer

Selbstwirksamkeit bewusst und vertrauen ihrem eigenen Urteil eher als dem der anderen. Daher ist es wichtig, sich selbst die Frage zu stellen: Welchem Urteil über mich höre ich zu? Meinem eigenen? Dem meines Chefs? Meiner Freunde? Heutzutage ist es sehr leicht, von sich selbst zu glauben, man sei nicht genug. Unsere Leistungsgesellschaft ist so sehr darauf getrimmt, zu ackern und zu schuften. Der Glaubenssatz vieler heißt: „Ich leiste etwas, also bin ich etwas wert".

Die Verschmelzung des eigenen Selbstwerts mit dem Leistungsgedanken ist eine gefährliche! Solche Leitgedanken sind es, die Menschen in ein Burn-out treiben können. Stress ist heute zu einem Statussymbol geworden. Denken Sie an sich und Ihr Umfeld? Vielleicht haben Sie selbst oder ein Kollege schon mal damit geprahlt, wie viele Überstunden das Arbeitskonto aufzeigt? Wie viele Nächte Sie eventuell als Student am Schreibtisch gesessen haben, um die Hausarbeit noch fertig zu tippen? Stress und Überanstrengung sind gesellschaftlich akzeptiert. Doch viel gesünder wäre es, diejenigen zu loben, die auf ihre Gesundheit achten und sich nicht kaputt machen.

Überdenken Sie einmal Ihre eigene Einstellung zu dem Thema Leistung und Erfolg. Können Sie sich erlauben, einfach zu sein? Können Sie sich akzeptieren, auch wenn Sie heute nichts im klassischen Sinne geleistet haben? Gönnen Sie sich genug lange Pausen, um Ihre Batterien wieder aufzuladen? Seien Sie liebevoll mit sich selbst. Versuchen Sie, selbstzerstörerische Gedanken zu entlarven und diese mit wohlwollenden Sätzen zu füllen:

• Ich bin etwas wert, ohne eine Leistung erbracht zu haben.

• Ich darf hier sein, ohne etwas dafür getan zu haben.

Solche Sätze nennen sich **positive Affirmationen.** Es gibt eine Reihe solcher Sätze und Wörter, die Sie sich selbst wiederholend sagen können. Wie wäre es abends vor dem Einschlafen? So können Sie negativen Grübel-Attacken vorbeugen und sich selbst Gutes tun. Sie können sich eigene Sätze ausdenken oder geführte Meditationen mit positiven Affirmationen anhören. Es gibt eine Reihe solcher Videos und Hörstücke im Internet oder als CDs zu kaufen.

Auch, wenn Ihnen eine konkrete Übung zur positiven Affirmation nicht zusagt, das <u>Gespräch mit sich selbst</u> lohnt, bewusst wahrzunehmen. Jemand sagte einmal: „Ich dachte, ich wäre kein Mobber, bis ich mir selbst zugehört habe". Gönnen Sie sich selbst die Liebe, die Sie auch anderen entgegenbringen. Denn mit übermäßiger Anstrengung und einer noch kürzeren Leine wird es Ihnen schwerfallen, eine positive Veränderung zu erreichen.

Keine Sorge, wenn die Arbeit an Ihrem Selbstwert nicht sofort Früchte trägt. Burn-out ist eine ernst zu nehmende Krise und ist natürlich in mittleren bis schwereren Verlaufsformen nicht mit gut gemeinten Sätzen und Ratschlägen geheilt. Die <u>Denkmuster</u> und <u>Glaubenssätze</u>, die wir uns über Jahre angeeignet haben, bedürfen Zeit, mit gesunden Einstellungen ersetzt zu werden. Aus der Hirnforschung wissen wir, dass ein Betroffener sehr wohl kognitiv in der Lage ist, seinen Zustand zu erfassen und auch weiß, was zu ändern ist, aber die tatsächlichen Funktionen im Hirn länger brauchen, um Erkenntnisse umzusetzen. Es findet eine regelrechte „Umprogrammierung" im Gehirn statt.

Stellen Sie sich Folgendes vor: Etwas auf der Arbeit klappt nicht so, wie Sie es sich vorgestellt haben. Sie denken: „Das ist meine Schuld. Ich habe wieder irgendwo einen Fehler gemacht. Nie funktioniert etwas. Ich bin zu nichts zu gebrauchen." Sie generieren negative Gefühle und Ihre Motivation, es nochmal zu versuchen, sinkt. Vielleicht werden Sie diese Erfahrung sogar auf andere Aufgaben übertragen und diese erst recht nicht anfangen oder davon ausgehen, dass es eh nicht funktioniert. Haben Sie solch ein Muster über Jahre „trainiert", sind diese Gedanken in Ihrem Bewusstsein schneller parat als positive Einstellungen, wie zum Beispiel: „Es hat diesmal nicht funktioniert, aber ich weiß, ich kann das. Ich werde es unter anderen Bedingungen noch einmal probieren". Diese Alternative ist sicherlich motivierender, aber in Ihrem Gedankenmuster noch nicht fest etabliert und schwerer zugänglich. Dieser Zugang muss zunächst durch Übung geschaffen werden. Es ist möglich, aber es dauert. Geben Sie nicht auf!

Ein großartiges Erklärungsmuster für solche Denkweisen wird in der Psychotherapie, speziell der Verhaltenstherapie, angewandt. Es heißt: <u>Dreiecksmodell – Denken, Fühlen, Handeln.</u> Es beschreibt sehr gut, wie unsere Gedanken Einfluss auf unser Handeln und Fühlen haben kann und kann dazu dienen besser zu verstehen wie negative Denkweisen ein Burn-out begünstigt.

Dreiecksmodell – Denken, Fühlen, Handeln

Das Dreiecksmodell wird vorrangig bei der Behandlung von Depression eingesetzt. Da Burn-out sehr ähnliche Symptomatiken wie Depression aufweist, kann es gut zur Ursachenbekämpfung dienen. Oben haben wir bereits ein Beispiel für die Auswirkungen negativen Denkens auf unsere Gefühlswelt angeschaut. Hier noch ein weiteres Beispiel, das alle drei Komponenten anschaulich darstellt:

Fühlen

Ärger, Scham, Wut, Trauer

Denken

„Ich habe die Aufgabe wieder nicht geschafft."

Handeln

Rückzug, Isolation, Resignation,

Denken

„Der Chef denkt sicher, ich bin ein Versager."

Handeln

ausweichendes Verhalten: früher Arbeitsschluss

Bei diesem Modell ist es nicht eindeutig, welche Komponente zuerst da gewesen ist. Eventuell sind Sie bereits mit Wut im Bauch zur Arbeit gekommen. Dies hat Sie zu einem bestimmten Verhalten veranlasst und ruft somit gewisse Denkmuster hervor. Aber was sicher ist, dass sich die drei Elemente gegenseitig beeinflussen. Das heißt auch, dass Sie dieses Modell nicht nur zur Erklärung negativer und kontraproduktiver Denkweisen nutzen können. Sie können es auch dazu verwenden, positive und gesunde Einstellungen und Handlungsweisen zu erlernen. Wie das geht? Lesen Sie weiter.

Der Nächste Schritt wäre für Sie also herauszufinden, welche Denkweisen, Handlungen und Gefühle bei Ihnen zurzeit besonders häufig vorkommen. Eine Übung:

Machen Sie sich eine Tabelle:

Gedanke: Ich bin nichts wert

Gefühl: Trauer, Wut

Handlung: Rückzug

Alternativer Gedanke: Ich bin etwas wert, trotz Fehler

Gefühl: Stolz

Handlung: Aufgabe wird erledigt

...

Denken Sie an die letzte Woche zurück. Welche Gedanken waren bei Ihnen im Vordergrund? Schreiben Sie sie einzeln auf und vervollständigen Sie die Zeile. Versuchen Sie bei *Alternativer Gedanke* Sätze aufzuschreiben, die positiver formuliert sind als Ihr Ursprungsgedanke. Sagen Sie sich diesen Satz. Wie fühlen Sie sich jetzt? Welche Handlung würden Sie jetzt, da Sie diese Gefühle spüren, wohl ausüben? Versuchen Sie, so viele kontraproduktive Gedanken wie möglich zu erfassen und in positive und motivierende Sätze umzuwandeln. Das ist eine gute Übung, <u>mehr Kontrolle</u> über vermeintlich zufällige Gefühle und Handlungen zu bekommen. Ebenfalls kann das Entlarven von hinderlichen Gedankenmustern eine <u>nachhaltige Änderung</u> in Ihrem Verhalten hervorrufen, um somit auch einem erneuten <u>Burn-out</u> besser <u>vorzubeugen</u>.

Stressbewältigung

Neben der kognitiven Auseinandersetzung mit dem Ursprung von Burn-out können Sie gezielt Veränderungen in Ihrem Lebensstil vornehmen, welche einen stressfreieren Alltag für Sie ermöglichen. Denn sind wir ehrlich: Stress hat sicherlich jeder! Wie wir damit umgehen und wie viel wir zulassen, können wir aber gut beeinflussen. Denn, was uns krank macht, sind nicht die kurzen stressigen Tage vor einem Urlaub, sondern <u>Dauerstress</u>. Hier sind <u>10 Tipps zur Stressreduzierung im Alltag:</u>

1. Pausen – Gönnen Sie sich in Ihrem Alltag genug Pausen. Diese sind wichtig, damit Sie Ihre Energiereserven wieder auffüllen können. Essen und Trinken Sie während Ihrer Pause ausreichend. Sie sitzen den ganzen Tag? Machen Sie einen kurzen Spaziergang an der Luft oder durch Ihre Firma. Sie arbeiten im Stehen oder gebückter Haltung? Gönnen Sie sich ausreichend Ruhephasen und setzen Sie sich. Vielleicht haben Sie aber auch keine festen Arbeits- und Pausenzeiten? Dann ist es besonders wichtig, diese selbstständig in Ihren Tag einzuplanen. Ebenfalls zur Pause gehört mindestens ein **Ruhetag** pro Woche. Ein Tag, an dem Sie nur das machen, was Ihre Batterie auffüllt. Das kann bei jedem unterschiedlich aussehen: Manche bevorzugen es, aktiv zu sein und sich mit Freunden zu treffen. Für andere ist es erholsam, auf der Couch zu kuscheln und ein Buch zu lesen.

2. Freizeitstress vermeiden – Da viele in ihrem Beruf sehr eingespannt sind und wenig Freizeit haben, denken sie, dass sie in ihre Freizeit möglichst viel erleben müssen. Sicherlich gibt es Dinge im Haushalt oder privaten Bereich, die erledigt werden wollen. Aber packen Sie Ihre Erholungszeit nicht zu voll! Auch Freizeitstress ist Stress! Überdenken Sie Ihre nächste Planung fürs Wochenende. Muss die Entrümpelung der Garage unbedingt in einem Rutsch geschehen? Sie fühlen sich erschöpft und würden lieber im Garten ein Getränk genießen, als die Fahrradtour zu machen? Gönnen Sie sich die Aktivität in Ihrer Freizeit, die Sie wieder auftanken lässt.

3. **Prioritäten setzen** – Die To-do-Liste ist ellenlang und Sie versuchen vergeblich, alles auf einmal abzuarbeiten? Setzen Sie bewusst Prioritäten! Teilen Sie Ihre Aufgaben in drei Kategorien ein: 1. Dringend! Muss unbedingt heute erledigt werden, 2. Wichtig, aber muss nicht heute erledigt sein, 3. Unwichtig, kann erledigt oder an jemand anderes delegiert werden. Sie finden solche Listen bereits vorgefertigt im Internet oder als Apps. Auch in Ihrem Privatleben ist es wichtig, Dringlichkeiten zu sortieren. Schauen Sie auf Ihre Familientermine und Freizeitaktivitäten. Welche sind dringend, was möchten Sie unbedingt machen, weil es Ihnen Freude macht und Ihre Batterie auftankt?

4. Dauerhafte Erreichbarkeit mindern – Sie checken gern noch Ihre E-Mails vor dem Schlafen gehen? Unsere vernetzte Gesellschaft macht es uns nicht leicht, den Ausschalter an unserem Computer oder Smartphone zu drücken. Viele Vorgesetzte und Kollegen sind der Annahme, dass arbeitsrelevante Themen doch auch in der Freizeit ihren Platz finden können. Die Grenze von Erholung und Arbeitszeit verschwimmt und somit kommt auch die Work-Life-Balance ins Ungleichgewicht. Reflektieren Sie Ihre eigene Erreichbarkeit. Sind Sie dauerhaft für Ihre Firma oder vielleicht auch für Familienangehörige einsatzbereit? Ziehen Sie bewusst Grenzen! Machen Sie auf der Arbeit und in Ihrem Privatleben klar: „Das kann ich zu dem Zeitpunkt leisten, andernfalls muss es einen anderen Termin geben". Ihr Körper und Geist braucht Phasen, in denen Sie bewusst entspannen können. Andernfalls wirkt sich eine dauerhafte Erreichbarkeit auf Ihr Dauerstresslevel aus.

5. Gesunder Schlaf – Permanenter Schlafmangel und nicht erholsamer Schlaf wirken sich auf Ihre Gesundheit aus. Zu dem Thema Schlaf gibt es zahlreiche Ratgeber und auch Ihr Hausarzt kann Sie dabei unterstützen, wenn Sie bei sich Schlafprobleme feststellen. Schlafprobleme können sein: Einschlafstörungen, Durchschlafstörungen, Früherwachen (ab 4 Uhr), nicht mehr Einschlafen können und zu viel Schlafen. Gehen Sie zu regelmäßigen Zeiten ins Bett und schlafen Sie eine festgelegte Anzahl an Stunden. So ermöglichen Sie Ihrem Körper, einen Schlafrhythmus aufzubauen, der für Sie am gesündesten ist. Nicht jeder Mensch benötigt die gleiche Anzahl Stunden an Schlaf, probieren Sie aus, was für Sie am besten funktioniert. Es gibt eine Vielzahl an Apps für Ihr Smartphone, die Sie in Ihrer Schlafroutine unterstützen können.

6. Entspannungstechniken – In unserem hektischen Alltag zur Ruhe zu kommen, fällt den meisten Menschen schwer. Es gibt zahlreiche Entspannungsübungen, die auf unterschiedliche Weise funktionieren. <u>Meditationen, Achtsamkeitsübungen und Yoga</u> können Ihnen bei einer gezielten Entspannung helfen. Kurze Videos mit geführten Meditationen finden Sie leicht im Internet und auch Yogaübungen können Sie mittlerweile über Videoplattformen finden. Ein paar Beispiele für Achtsamkeitsübungen finden Sie im nächsten Abschnitt dieses Ratgebers. Wichtig ist, dass Sie sich wirklich eine feste Auszeit für Entspannungsübungen nehmen. Andererseits sollte es aber auch kein weiterer Stressfaktor auf Ihrem Tagesplan sein.

7. Sport – Ausreichend Bewegung tut nicht nur der physischen Gesundheit gut. Es ist wissenschaftlich belegt, dass Sport besonders bei psychischen Erkrankungen eine wichtige Komponente im Behandlungsplan darstellt. Jede psychosomatische Klinik bietet ein vielfältiges Sportprogramm an. Versuchen Sie, Bewegung regelmäßig in Ihren Alltag einzubauen. Ein kurzer Spaziergang reicht am Anfang. Dann können Sie überlegen, was Ihnen am besten gefallen würde und Sie auch tatsächlich umsetzen können. Schwimmen, Yoga oder Qi Gong haben sich als besonders effektiv bei psychischen Erkrankungen bewährt. Aber auch Mannschaftssportarten können Ihnen helfen, sich wieder mehr zuzutrauen und soziale Kontakte zu pflegen.

8. Ernährung – Falsche und ungesunde Ernährung kann dazu beitragen, dass der Körper Stresssymptome entwickelt. Unregelmäßige Essenszeiten oder gänzlich fehlende Mahlzeiten schaden dem Körper. Versuchen Sie, regelmäßige Mahlzeiten und genügend Zeit zum Essen und Trinken einzuplanen. Auch, wenn Sie vielleicht jeden Tag ein Frühstück zu sich nehmen, dieses aber im Stehen hinunterstürzen, tun

Sie sich keinen Gefallen. Trinken Sie ausreichend, mindestens 2 Liter Wasser pro Tag! Manchen hilft es, einen Essensplan inklusive Einkaufsliste für die kommende Woche zu erstellen oder vorzu-kochen. Das reduziert den Stress, jeden Tag neu zu entscheiden, was nun auf den Tisch kommen soll. Zudem kann es Ihnen helfen, beim Einkaufen Geld einzusparen.

9. Unterstützung – Burn-out Betroffene berichten häufig davon, dass Sie gern alles allein hinkriegen möchten. Im Alltag häufen sich so die Aufgaben und die To-do-Liste wird immer länger. Stress entsteht. <u>Geben Sie getrost Aufgaben ab</u> und bitten Sie Kollegen, Familienmitglieder und Freunde um <u>Hilfe</u>. Oft haben wir das Gefühl, andere nicht belasten zu wollen. Vertrauen Sie Ihren Mitmenschen, dass sie Ihnen signalisieren werden, wenn etwas zu viel für sie ist.

10. Akzeptanz – So sehr wir uns manchmal auch anstrengen und alle Tipps befolgen wollen: Es kommt vor, dass wir Stress erleben. Dann ist es sehr hilfreich, wenn wir diesen Zustand akzeptieren können. Es hilft, durchzuatmen, eine Pause einzulegen und Gefühle, die gerade hochkommen, zuzulassen.

Unnötig Energie aufzuwenden, diese zu unterdrücken und wegzusperren, erzeugt mehr Stress und Erschöpfung. Akzeptieren Sie, dass Sie manchmal nichts an der Situation ändern können. Sie können aber Einfluss darauf nehmen, wie Sie reagieren. Halten Sie sich vor Augen, dass alles nur nacheinander gelöst werden kann. Sie können die Prioritäten neu verteilen.

Achtsamkeitsübungen

Wie im obigen Absatz zum Thema Stress bereits erwähnt, können Meditation und Achtsamkeitsübungen bei der Behandlung von Burn-out-Symptomatiken helfen. Achtsamkeit kann Ihnen dabei helfen, innere Ruhe wiederzufinden. Beim Meditieren bauen Sie bewusst Distanz zu Gedanken und Gefühlen auf.

Im Alltag läuft unser Bewusstsein sehr oft im Autopiloten. Kochen wir etwas, denken wir nicht ausschließlich daran, wie man eine Paprika schneidet, sondern haben oftmals mehrere Gedanken gleichzeitig. Wir denken an den nächsten Schritt oder sind mit unserer Aufmerksamkeit dabei, den Tag Revue passieren zu lassen. Diese Art von Autopiloten hilft uns, unsere mentalen Energiereserven zu schonen. Es wäre ziemlich anstrengend, wenn Sie jeder Tätigkeit Ihre volle Aufmerksamkeit schenken müssten. Bestimmt sind Ihnen auch andere Formen des Autopiloten bekannt: Sie schauen gerade einen Film, aber denken automatisch an die Vorbereitungen für den anstehenden Urlaub.

Vielleicht haben Sie auch schon mal erlebt, dass Sie sich mit Freunden zum Kaffee verabreden, aber währenddessen feststellen, dass Sie die ganze Zeit gedankenverloren und abwesend sind. Das bedeutet, wenn unser Autopilot eine Richtung einschlägt, in die wir eigentlich gar nicht wollen, macht uns das traurig oder wütend. Wir bekommen das Gefühl, Dinge zu verpassen und der Alltag zieht nur so an einem vorbei. Sie bekommen das Gefühl, schöne Momente des aktuellen Erlebens gehen an Ihnen vorbei und Sie nehmen nicht teil. Achtsamkeit kann Ihre Aufmerksamkeit bewusst auf schöne Momente lenken. Auch ist es Ihnen möglich, Ihr Inneres mit mehr Distanz zu betrachten. Die Basis um Ihr psychisches Empfinden besser verstehen und an ihr arbeiten zu können. Kurz gesagt: Achtsamkeit hilft Ihnen, wieder mehr Kontrolle über Ihre Gedanken und Empfindungen zu erlangen.

Im Folgenden stelle ich Ihnen kurze Achtsamkeitsübungen vor, die Sie leicht zuhause, auf der Arbeit oder unterwegs nachmachen können. Das Ziel ist es, sich und seinen Körper daran zu gewöhnen zu einem festen Zeitpunkt eine Auszeit nehmen zu können. Man trainiert den Moment bewusst zu erleben. Das kann besonders in hohen Stress- und Belastungssituationen oder vor dem Einschlafen nützlich sein.

1. Innehalten – Nehmen Sie sich eine Minute Auszeit von Ihrer Tätigkeit, egal, was Sie gerade tun. Setzen oder stellen Sie sich hin. Legen Sie Ihre Hand auf Ihren Bauch und spüren Sie Ihren Atem. Atmen Sie jetzt bewusst ein und aus. Gedanken, die Ihnen währenddessen entgegenkommen, versuchen Sie, ziehen zu lassen. Wenn Sie mögen, schließen Sie die Augen. Atmen Sie langsam ein und aus und genießen einen Moment der Ruhe. Diese Miniübung können Sie leicht im Büro oder während der Wartezeit auf den Bus durchführen.

2. Tee-Meditation – Suchen Sie sich einen leckeren Tee aus. Nehmen Sie bewusst eine Ihrer Lieblingstassen aus dem Schrank. Fühlen Sie die Schwere der Tasse in Ihrer Hand und das kühle Porzellan. Bereiten Sie den Tee vor. Riechen Sie die Gewürze, Kräuter und Früchte. Kochen Sie Wasser auf und nehmen Sie die Geräusche dabei wahr. Gießen Sie das heiße Wasser über den Tee. Spüren Sie den Wasserdampf? Nehmen Sie nun bewusst wahr, wie der Tee das

Wasser färbt. Genießen Sie die Aromen in der Luft. Ist der Tee fertig, trinken Sie den ersten Schluck. Spüren Sie die Wärme im Mund und schmecken Sie den Tee. Aus welchen Komponenten besteht Ihre Mischung? Nehmen Sie sich Zeit, um Ihren Tee in vollen Zügen zu genießen. Das Ganze geht auch mit Kaffee.

3. Die Hand-Methode – Bei der Hand-Methode wird jedem Finger ein Sinn zugeteilt: Daumen = Hören; Zeigefinger = Sehen; Mittelfinger = Fühlen; Ringfinger = Schmecken; Kleiner Finger = Riechen. Gehen Sie nun jeden Finger in Gedanken ab und stellen Sie sich jeweils die Frage: Was z. B. höre ich gerade? Nehmen Sie die Geräusche wahr, die in Ihrer Umgebung zu hören sind. Was sehe ich gerade? Usw. Sie können die Reihenfolge beliebig wählen, die Hauptsache ist, Sie konzentrieren sich bewusst auf Ihre Sinneseindrücke. Diese Methode eignet sich hervorragend für unterwegs, da Sie keine weiteren Utensilien benötigen.

4. Zeitlupe – Schon Balu der Bär wusste, was gut ist, er sagt uns: „Probier's mal mit Gemütlichkeit" Versuchen Sie, sich mal in Zeitlupe anzuziehen oder etwas bewusst langsam zu essen. Machen Sie einen Teil Ihres Spaziergangs im Schneckentempo. Setzen Sie bewusst einen Fuß vor den anderen.

5. Body Scan – Nehmen Sie bei dieser Übung Ihre körperlichen Empfindungen bewusst wahr. Stellen Sie sich vor, Sie scannen mit Ihrer Aufmerksamkeit Ihren Körper ab. Starten Sie bei den Zehen und enden Sie beim Scheitel. Was fühlen Sie in den einzelnen Körperregionen? Versuchen Sie, Empfindungen lediglich wahrzunehmen, aber nicht zu bewerten. Sie können sich so viel oder so wenig Zeit lassen, wie Sie mögen. Sie können auch Teilregionen Ihres Körpers „scannen", wenn Ihnen dies eher zusagt.

Dies sind nur fünf ausgewählte kurze Achtsamkeitsübungen, die Ihnen einen kleinen Einblick geben sollen. Oftmals bieten Krankenkassen, Meditationskurse oder Autogenes Training an, das den kleinen Achtsamkeitsübungen ähnelt. Auch im Internet finden Sie Anleitungen für weitere Übungen.

Nun kenne Sie eine Reihe von Dingen, die Sie selbst verändern und in Anspruch nehmen können, um Wege aus dem Burn-out zu finden. Sie werden feststellen, dass bereits kleine positive Änderungen in Ihrem Alltag etwas bewirken können. Merken Sie aber, dass es Ihnen weiterhin schlecht geht und sich Ihre Situation verschlimmert, ziehen Sie auf jeden

Fall einen Arzt zurate. Eine Kombination aus <u>Selbsthilfe und Therapie</u> ist die beste Möglichkeit, ein Burn-out zu überwinden. Im Folgenden stelle Ich Ihnen Wege und Möglichkeiten der ärztlichen Therapie vor.

HILFE VON AUßEN – WIE KÖNNEN ANDERE MIR HELFEN?

Sehr viele Betroffene gehen erst zu einem Arzt, wenn die Burn-out-Symptome nicht mehr zu übersehen sind. Dabei ist es bereits legitim, auch bei kleineren Anzeichen einen Arzt aufzusuchen. Wo bekomme ich Hilfe? Der erste Ansprechpartner kann Ihr <u>Hausarzt</u> sein.

Er wird mit Ihnen Ihre Beschwerden durchgehen und gemeinsam mit Ihnen schauen, welche Behandlung für Sie am besten geeignet ist. Viele fürchten, bei psychischen Problemen ohne Ihre Einwilligung in eine psychiatrische Klinik eingewiesen zu werden. Das ist nicht der Fall. Dieser Schritt wird erst unternommen, wenn der Arzt eine Selbstgefährdung oder eine Gefährdung anderer nicht ausschließen kann. Auch dann haben Sie immer noch die Möglichkeit zu entscheiden, wie Sie in Behandlung gehen möchten.

Eine weitere Möglichkeit ist der Weg zu einem Psychologen oder einem Psychiater. Der Unterschied zwischen beiden Ärzten ist folgender: Ein Psychiater ist ein Neurologe, der auch Medikamente verschreiben darf. Ein Psychologe darf dies nicht tun. Schauen wir uns an, welche Therapiemaßnahmen diese Ärzte anbieten können:

Ambulante Psychotherapie

Für sehr viele Betroffene ist eine Psychotherapie sehr hilfreich. Sie unterstützt Sie dabei, den Ursachen der Erkrankung auf den Grund zu gehen, um den für Sie besten Therapieverlauf zu ermöglichen. Eine ambulante Psychotherapie wird bei einem Psychotherapeuten durchgeführt.

Wie finde ich einen Therapeuten? Sie können sich bei Ihrem Hausarzt nach Therapeuten in Ihrer Nähe erkundigen oder die sogenannten „grünen Seiten" zur Hand nehmen. Die „grünen Seiten" gibt es als kleines Buch zu kaufen oder im Internet zu finden. Es ist wie ein Adressbuch aufgebaut und beinhaltet alle eingetragenen Psychotherapeuten nach Wohnort und Therapieschwerpunkt aufgeschlüsselt.

Eine weitere Möglichkeit bietet die zentrale Terminservicestelle der Krankenkassen, die Ihnen mit einer Überweisung, zum Beispiel Ihres Hausarztes, einen ersten Beratungstermin bei einem Psychotherapeuten vermittelt. Haben Sie, egal, auf welchem Weg, einen ersten Beratungstermin, wird dort eine erste Abklärung Ihrer Therapie erfolgen. Weitere Psychotherapiestunden müssen von Ihrer Krankenkasse genehmigt werden, die dann die Kosten für eine Psychotherapie übernimmt. Privat-versicherte klären die Abrechnung ebenfalls mit Ihrer Krankenkasse.

Was passiert bei einer ambulanten Therapie? Die ambulante Therapie findet am Anfang sehr häufig in ein- bis zweiwöchigem Rhythmus für circa 60 Minuten statt. Je nach Bedarf können Sie schauen, ob Sie mehr Unterstützung oder weniger Stunden in Anspruch nehmen wollen. Inhaltlich ist die Therapie abhängig von Ihren Anliegen und der Arbeitsweise des Therapeuten. In Deutschland sind drei Therapieformen kassenärztlich zugelassen: Verhaltenstherapie, tiefenpsychologisch fundierte Psychotherapie und die Psychoanalyse.

Bei der **Verhaltenstherapie** geht es darum, Verhaltensmuster, die den Betroffenen in seiner Gesundheit schaden und einschränken, aufzudecken. Die praktische Übung mit Bezug auf das Dreiecksmodell Denken-Fühlen-Handeln beispielsweise wird in der Verhaltenstherapie gern angewandt.

Auch konkrete Maßnahmen zur Stressbewältigung sind Teil der Therapie. Ziel ist es, gesunde Verhaltensmuster zu etablieren, die einen langfristigen Effekt auf Ihr Wohlbefinden und Ihre Gesundheit haben.

Bei der **tiefenpsychologisch fundierten Psychotherapie und der Psychoanalyse** liegt der Fokus auf dem Ursprung der Symptome. Woher kommt beispielsweise der Drang, alles perfekt machen zu müssen? Warum wird der Selbstwert des Betroffenen so stark an die Reaktion anderer geknüpft? Während die Psychoanalyse den Schwerpunkt vorrangig auf die Kindheit legt, beschäftigt sich die Tiefenpsychologie auch mit zeitlich näheren Erfahrungen, die ungesunde Denkmuster etabliert haben könnten. So erkennt der Betroffene die Ursachen seiner Erkrankung und kann diese besser verstehen, um eine Heilung zu erreichen.

Neben einer ambulanten Behandlung gibt es auch die Möglichkeit, eine psychosomatische Reha zu machen.

Psychosomatische Reha

Eine psychosomatische Reha findet in der Regel in einem Zeitraum von 6 bis 8 Wochen stationär in einer Kurklinik statt. Eine Reha muss in Absprache mit Ihrem behandelnden Arzt bei der Rentenversicherung beantragt werden. Diese Form der Therapie hat den Vorteil, dass Sie sich für einen längeren Zeitraum auf sich selbst konzentrieren können.

In dieser Zeit wird zusammen mit Ihnen ein Programm aus Einzelgesprächen bei einem Psychotherapeuten, Gruppentherapie, Sportangeboten, Physiotherapie und Freizeitaktivitäten zusammengestellt. Sie bekommen zu festen Zeiten Mahlzeiten und haben die Möglichkeit, sich von Ihrem Alltag und der Arbeit zuhause zu distanzieren. Oftmals fällt es Betroffenen dann viel leichter, an Ihren Themen zu arbeiten und Entspannungstechniken wirklich anzuwenden und zu spüren, weil die Zeit da ist. Gerade für Burn-out-Patienten hat die Komponente der Erholung großen Mehrwert. Zudem kommt man mit anderen Betroffenen in Kontakt und kann sich austauschen. Nicht selten entstehen so neue soziale Kontakte mit Menschen, die wissen, was Sie durchmachen, denn Sie kennen es aus eigener Erfahrung.

Psychiatrische Klinik

Manchmal versuchen Betroffene, so lange aushalten, bis es nicht mehr geht. Der Punkt völliger Erschöpfung ist erreicht und der Alltag ist nur sehr schwer zu bewältigen. Oftmals vernachlässigen Burn-out-Betroffene zuerst die eigenen Bedürfnisse, um die Maske bis zum Schluss zu wahren.

Oftmals kommt es zu einem Nervenzusammenbruch und ein Aufenthalt in einer psychiatrischen Klinik ist nötig. Allerdings muss ein Aufenthalt nicht erst in einer Notlage erfolgen: Sie haben auch die Möglichkeit, einen geplanten Aufenthalt in Absprache mit Ihrem behandelnden Therapeuten in Anspruch zu nehmen! Eine psychiatrische Klinik besteht nicht nur aus einer geschlossenen Abteilung, wie viele vielleicht behaupten.

Diese Abteilung ist für Menschen vorgesehen, die selbst- oder fremdverletzendes Verhalten zeigen. Es gibt vorrangig offene Stationen, die Sie sich wie in einem Krankenhaus für körperliche Krankheiten vorstellen können. Das Programm der Klinik ist ähnlich aufgebaut wie in einer Kurklinik, Sie bekommen allerdings engere Betreuung. Auch hier fallen alltägliche Aufgaben erst einmal weg und Sie können sich auf sich und Ihre Heilung konzentrieren.

Medikamente

Eine medikamentöse Therapie erfolgt immer in Absprache mit einem Arzt oder Psychiater. Psychotherapeuten dürfen keine Medikamente verschreiben. Es kann bei längeren und schwereren Verläufen sehr sinnvoll sein, Medikamente einzunehmen. Zumeist werden Antidepressiva verschrieben.

Die Präparate wirken stimmungsaufhellend und sind als Unterstützung zu anderen Therapieformen zu betrachten. Seien Sie sich bewusst, dass Psychopharmaka allein Burn-out nicht heilen werden. Die Wirkung der Medikamente setzt nach ca. 4 bis 6 Wochen ein und die Dosis wird je nach Befinden der Patienten stetig angepasst. Bleiben Sie während der medikamentösen Behandlung im Gespräch mit Ihrem Arzt und ändern Sie niemals ohne Absprache die Dosis oder setzen das Medikament eigenständig ab.

Generell kann Sie eine medikamentöse Therapie in Ihrer Behandlung sehr gut unterstützen und nicht alle Präparate machen sofort anhängig, wie immer behauptet wird. Anders als bei Schlaf- und Beruhigungsmitteln machen Antidepressiva nicht körperlich abhängig. Ihr behandelnder Arzt wird Sie dahin gehend umfangreich beraten.

Selbsthilfegruppen

Unterstützend zu allen bereits erwähnten Therapiemöglichkeiten ist es immer möglich, Selbsthilfegruppen zu besuchen. Sie finden im Internet zahlreiche Anlauf-stellen, die Ihnen helfen, in Ihrer Region nach passenden Selbsthilfegruppen zu schauen. Oftmals gibt es auch Aushänge in Arztpraxen oder Kliniken, die von Betroffenen in Eigeninitiative gegründete

Gruppen vorstellen. Besonders <u>Angehörige</u> von Burn-out-Patienten finden hier eine gute Anlaufstelle, um sich über die Belastungen des Alltags und Hilfsangebote auszutauschen. Für beide gilt: Es tut gut zu wissen, dass man nicht allein mit der Problematik ist. Schon ein einfacher Austausch kann eine Erleichterung bringen. Ein weiterer Vorteil von Selbsthilfegruppen ist die Flexibilität. Sehr oft wird um eine regelmäßige Teilnahme gebeten, dennoch können die Termine für eine erste Annäherung mit dem Thema sinnvoll sein. Auch wenn Sie bereits das Gefühl haben, wieder mehr und mehr zu genesen und keine Therapieangebote mehr wahrnehmen, kann eine Selbsthilfegruppe eine geeignete Stütze zurück in einen „normalen" Alltag darstellen.

Zusammenfassend kann festgehalten werden, dass in Deutschland sehr gute Behandlungsmöglichkeiten für ein Burn-out bereitstehen. Für welche Form Sie sich letztlich entscheiden, hängt von Ihren persönlichen und infrastrukturellen Möglichkeiten ab. Möglicherweise werden Sie, wenn Sie im ländlichen Bereich wohnen, feststellen, dass Sie länger auf einen Therapieplatz warten müssen als Ihre Freundin in der Großstadt. Aber letztendlich lohnt es sich für Sie und Ihre Gesundheit, dranzubleiben und die Angebote, die da sind, zu nutzen.

Für Angehörige

Sie kennen jemanden, der von Burn-out und/oder anderen psychischen Erkrankungen betroffen ist? Ihre erste Frage wird sein: Was kann ich tun? Wie kann ich helfen? Zunächst einmal: Keinem ist damit gedient, wenn Sie sich selbst aufopfern und Ihre eigenen Bedürfnisse hintenan stellen. Es gibt Dinge, die Sie tun können, aber es ist zuerst wichtig, dass Sie wissen, wie Sie selbst gesund bleiben.

Helfen kann eine schwierige Angelegenheit sein, wenn der Betroffene weiß, dass er Hilfe benötigt, dies aber aus Scham oder Rücksichtnahme nicht äußert. Versuchen Sie, nicht alle Verantwortung, Pflichten und Aufgaben allein zu tragen. Beziehen Sie andere ein und delegieren auch Sie Dinge, die nicht unbedingt von Ihnen erledigt werden müssen. Das mindert Ihren eigenen Stresslevel und gibt Ihnen mehr Energie und Kraft für das, was nur Sie tun können. Bitten Sie andere um Hilfe, informieren Sie diese über die aktuelle Situation, sodass sie die Möglichkeit bekommen, selbst Hilfe anzubieten. So entsteht ein für Sie unterstützendes Netzwerk, dass Sie auffangen kann, wenn es brenzlig wird. Dabei geht es nicht nur um ein offenes Ohr, sondern auch um Hilfe beim Erledigen von beispielsweise Einkäufen.

<u>Professionelle Fachleute</u> sind immer eine gute Anlaufstelle. Nicht nur für den Betroffenen selbst, sondern auch für Sie. Unterschätzen Sie die Verantwortung und den Aufwand nicht, den Sie beide in der nächsten Zeit zu bewältigen haben. Ein Arzt versteht Ihre Situation und kann Ihnen weitere Tipps zum Umgang mit einem Betroffenen geben.

Kennen Sie Ihre <u>eigenen Grenzen</u> und wahren Sie diese. Belastungsgrenzen können sich mit steigender Anforderung erheblich verschieben und eventuell sind Sie erstaunt darüber, wie viel Sie allein schaffen. Trotzdem ist es wichtig, sich nicht bis zur Erschöpfung zu verausgaben und in die gleiche Burn-out-Falle zu geraten. Nicht selten haben Burn-out-Erkrankte vorher selbst Angehörige betreut. Beobachten Sie sich selbst und verzweifeln Sie nicht, wenn Sie etwas nicht schaffen. Sie tun damit sich und Ihrem Angehörigen bzw. Freund oder Kollegen etwas Gutes.

Sie haben <u>immer eine Wahl</u>. Fühlen Sie sich nicht gezwungen, jemandem mit einer psychischen Erkrankung auf Biegen und Brechen zu helfen. Es gibt für Betroffene professionelle Therapieangebote und Anlaufstellen. Es ist verständlich, wenn Sie jemandem unbedingt zur Seite stehen wollen, aber auch dem Betroffenen liegt nichts daran, dass Sie sich selbst dadurch schaden. Wichtig ist eine offene Kommunikation Ihrer eigenen Bedürfnisse und Gefühle.

Nachdem Sie nun wissen, was Ihnen selbst in der gegebenen Situation guttun kann, sind hier einige Hilfsstrategien, die Sie unterstützen können:

• **Burn-out anerkennen** – Eine psychische Belastung ist genauso ernst zu nehmen wie eine ernsthafte körperliche Erkrankung. *Akzeptanz* ist ein wichtiger Baustein im Heilungsprozess.

• **Informieren** – Je mehr Sie über Burn-out wissen, desto leichter wird es Ihnen fallen, dieses bei anderen zu akzeptieren und über bestehende Stigmata hinauszudenken. Sie können so zum Beispiel Betroffene besser dabei unterstützen, Frühwarnzeichen zu erkennen und vorbeugende Maßnahmen zu ergreifen.

• **Professionelle Hilfe suchen** – Sie können Unterstützung bei der Therapeutensuche bieten und den Betroffenen gegebenenfalls zum ersten Termin begleiten. Sie könne gemeinsam eine Liste mit Symptomen und einen kurzen Abriss der Vorgeschichte zusammenstellen, um es den behandelnden Ärzten leichter zu machen, das Problem zu verstehen.

• **Medikamente akzeptieren** – Es gibt viele Vorurteile gegenüber Psychopharmaka. Geben Sie Medikamenten eine Chance! Es ist für viele Betroffene neben der Therapie eine sehr gute Unterstützung.

• **Therapieplan einhalten** – Bleiben Sie mit Ihrem Angehörigen über den Therapieplan im Gespräch. Unterstützen Sie ihn dabei, diesen zu verfolgen und schauen Sie behutsam darauf, wenn alte Muster zu viel Raum einnehmen und eine Heilung behindern.

• **Kommunikation weiterentwickeln** – Eventuell müssen Sie während einer akuten Burn-out-Symptomatik häufiger nach der Befindlichkeit Ihres Gegenübers fragen. Besonders bei großer Erschöpfung und bei Konzentrationsschwierigkeiten kann es vorkommen, dass Dinge vergessen werden oder unausgesprochen bleiben. Seien Sie nicht frustriert, wenn sich Ihre Unterhaltungen zunächst von Ihren gewohnten Gesprächen unterscheiden.

• **Gefühle zulassen** – Gefühle bei sich selbst und anderen zuzulassen, ist ein wichtiger Schlüsselaspekt während der Therapie und der Zeit danach. Häufig

ist das Wegsperren von unangenehmen Gefühlen
Auslöser einer Burn-out-Krise gewesen. Umso wichtiger ist es jetzt, sie zu akzeptieren und ihnen Raum
zu geben.

Dies ist nur eine <u>kleine Auswahl an Unterstützungs-
möglichkeiten.</u> Sie werden im Laufe der Therapie,
bei den Selbsthilfegruppen und im Gespräch mit anderen sicherlich weitere, für Sie passende Tipps auf-
schnappen und in Ihr Inventar mitaufnehmen. Seien
Sie sich stets bewusst, dass Sie bei der Begleitung eines Burn-out-Betroffenen viel leisten und mit Ihrer
Hilfe Zuversicht geben können.

Burn-out – Der Weg danach

Wie lange eine <u>Genesung</u> von Burn-out dauert, ist schwer zu sagen. Denn genau wie der Ursprung und der Verlauf der Krankheit von Menschen zu Menschen unterschiedlich ist, so verschieden ist auch die Dauer der Heilung. Betroffene hätten am liebsten einen <u>beschreibbaren Zeitrahmen</u>, wie beispielsweise bei einem Knochenbruch, aber so einfach ist das bei einem psychischen Leiden leider nicht.

Was aber nach kurzer Zeit spürbar sein wird, ist eine Veränderung in der Wahrnehmung der eigenen Situation. Eine akute Krise wird mit richtiger

Behandlung deutlich schneller vorbeigehen als ohne. Machen Sie sich klar, dass ein psychischer <u>Heilungsprozess</u> nicht linear verläuft. Die Tage, an denen es Ihnen besser geht, wechseln sich mit Tagen ab, an denen erneut Symptome auftreten können und das ist völlig normal.

Im Kapitel zur Selbsthilfe haben Sie viele Tipps bekommen, die Sie auch nach einer Burn-out-Krise als <u>Vorbeugung</u> sehr gut umsetzen können. <u>Achtsamkeitsübungen</u> und <u>Stressmanagement</u> werden Ihnen gute Begleiter auf Ihrem weiteren Weg in ein gesundes Leben. Im Verlauf Ihrer Therapie werden Sie mit den unterschiedlichsten Angeboten und Bewältigungsstrategien vertraut gemacht: Halten Sie diejenigen fest, die Ihnen gutgetan und zu einer Linderung der Symptomatik geführt haben. So können Sie bei einer weiteren Krise darauf zurückgreifen. Am besten ist es nämlich, nicht erst während einer akuten Phase überlegen zu müssen, was zu tun ist. <u>Vorbeugende Maßnahmen</u> sind wichtig festzuhalten.

Setzen Sie <u>realistische Erwartungen</u> an den weiteren Weg und Ihre neuen Lebensumstände. Denken Sie zunächst Schritt für Schritt. Niemand wird innerhalb eines halben Jahres alle Aspekte seines Lebens umkrempeln und das ist auch nicht notwendig.

Solange Sie Ihr Ziel vor Augen behalten und ein eigenes Tempo vorgeben, haben Sie bereits die wichtigsten Schritte getan. In diesem Sinne: Gute Besserung!

Herstellung und Verlag:
BoD – Books on Demand, Norderstedt
ISBN: 9783752688917

© Christoph Goetz 2020
1. Auflage
Kontakt: Psiana eCom UG/ Berumer Str. 44/ 26844 Jemgum
Covergestaltung: Fenna Larsson
Coverfoto: depositphotos.com